AF456732

RÉSUMÉ

DES

PRINCIPALES OBSERVATIONS

RECUEILLIES SUR 600 MALADES

SOUMIS AUX SOINS DE 96 MÉDECINS DE PARIS

PAR M. LE DOCTEUR C. TAMPIER

Ex-Médecin-Inspecteur des Eaux de Condillac

1861

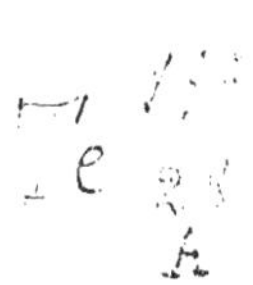

BAINS A L'HYDROFÈRE

RÉSUMÉ

DES

PRINCIPALES OBSERVATIONS

RECUEILLIES SUR 600 MALADES

SOUMIS AUX SOINS DE **96** MÉDECINS DE PARIS

EXPOSÉ

Le 19 mai 1860, l'hydrofère commençait à fonctionner dans l'établissement de la rue Taranne, 12, où sont chaque jour administrés, depuis cette époque, des bains composés, des bains d'eau de mer et des bains d'eaux minérales puisées aux sources les plus accréditées de France et de l'étranger.

Du 19 mai au 15 octobre, 205 malades, soumis aux soins de 54 médecins, furent traités dans l'établissement de la rue Taranne. En novembre, nous adressâmes au corps médical un résumé des principales observations recueillies dans cette première période de cinq mois. Aujourd'hui, le nombre de malades traités ou en voie de traitement dépasse le chiffre de 600. Il comprend des personnes de tout âge, de 3 ans et demi à 84 ans. Les jeunes personnes et les dames sont d'un tiers environ plus nombreuses que les hommes. En général, elles suivent le traitement avec plus d'assiduité.

Le nombre de MM. les médecins qui ont prescrit l'hydrofère est de 96.

La supériorité du bain à l'hydrofère sur le bain pris dans une baignoire ressort :

1° Des expériences faites à l'hôpital Saint-Louis depuis le 7 août 1859 jusqu'à ce jour ;

2° Du rapport présenté à l'Académie de médecine le 1er mai 1860 par M. le professeur Gavarret ;

3° Des observations recueillies à l'établissement de la rue Taranne.

Il est aujourd'hui surabondamment démontré que la baignoire ne saurait être comparée à l'hydrofère ; que l'immersion dans une masse d'eau n'a pas la même action que l'affusion sous forme de pluie extrêmement fine ; que les effets thérapeutiques d'un liquide stagnant sont, à tous égards, inférieurs à ceux d'un liquide qui arrose incessamment la personne baignée de la tête aux pieds.

Nous ne voulons pas rentrer dans une discussion qui nous paraît épuisée. Nous nous bornerons à faire remarquer que si l'on consultait tout simplement l'instinct des animaux, on serait porté à croire que le bain par immersion est un bain contre nature. En effet, un animal quelconque, plongé et retenu dans une masse de liquide, fait, pour en sortir, des efforts qui vont jusqu'à la strangulation ; aussi l'art vétérinaire a-t-il été privé jusqu'à ce jour de tout procédé balnéaire. Or, personne n'ignore avec quel empressement, en été, par exemple, les pluies bienfaisantes désignées sous le nom de bruimes sont recherchées par tous les êtres, depuis l'insecte jusqu'aux animaux domestiques ; indications précieuses, qui ont conduit M. Mathieu (de la Drôme) vers une des plus grandes conquêtes de la thérapeutique moderne.

La masse d'eau contenue dans la baignoire exerce sur les tissus du malade, sur les organes respiratoires, sur les vaisseaux lymphatiques et sanguins, une pression qui en gêne les fonctions; avec l'hydrofère, la pression est écartée; l'eau, réduite à l'état de globules d'une excessive ténuité, en tombant sur la surface cutanée, produit sur toute cette surface une douce excitation, active la circulation et exerce une action résolutive bien manifeste dans les cas de congestion et d'engorgements, causes fréquentes de la plupart des affections.

Mais nous voulons écarter de ce nouvel opuscule toute discussion théorique. Nous laissons la parole aux faits. Les nouvelles observations que nous plaçons sous les yeux du corps médical en diront plus que de longues dissertations. Nous aurons le regret de taire les noms de plusieurs des honorables praticiens qui ont prescrit avec succès les bains à l'hydrofère. Nous y sommes contraints par des susceptibilités contre lesquelles ont échoué tous nos efforts. Nous remplacerons par la lettre *X* le nom qu'il nous est interdit de citer.

I

ANÉMIE, LYMPHATISME, CHLOROSE

Il n'est pas d'anémie, de faiblesse, d'atonie des organes qui ne puisse être combattue avec succès par le bain d'eau de mer et surtout par le bain d'eau-mère de Kreuznach à l'hydrofère. Que l'état anémique se lie à une constitution lymphatique ou chlorotique, qu'il soit le résultat d'excès ou de maladies, la thérapeutique, nous osons le dire, ne possède aucune ressource comparable à celles que lui offre le nouveau mode de traitement. Les effets de l'huile de foie de morue et des préparations iodurées, dans le lymphatisme, ceux des ferrugineux dans la chlorose, ne sont rien à côté des effets du bain d'eau de Kreuznach, ou même du bain d'eau de mer administrés à l'hydrofère. Nos observations portent sur 150 malades environ de tout âge et de tout sexe, sur des cas de toute nature; nous n'avons pas encore été témoin d'un seul échec.

Les résultats ont toujours été conformes à ceux que nous allons indiquer par quelques exemples. (Nous plaçons les exemples suivant l'ordre alphabétique des noms de MM. les médecins qui ont prescrit l'hydrofère.)

1° Mme P...., âgée de 30 ans, a eu le 2 novembre 1860 une fausse couche, à la suite de laquelle elle est restée alitée pendant trois mois. Elle n'a pu quitter la chambre avant la fin de février; grande faiblesse, et absence d'appétit.

M. Archambault prescrit à Mme P...., le bain d'eau de mer à l'hydrofère. Dès le cinquième bain, l'appétit et les forces commencent à revenir. Au dixième bain l'amélioration est considérable, Mme P.... peut faire de longues courses à pied sans trop de fatigue.

2° M. D.... 18 ans, lymphatique, très pâle, a quelques pustules acnéiques sur diverses parties de la face; la paupière inférieure de l'œil droit est tuméfiée; la tuméfaction et les pustules existent depuis un an à peu près. Le malade se plaint d'un manque presque complet de forces et d'appétit.

M. Bazin prescrivit le bain d'eau de mer à l'hydrofère. Dès le sixième bain, les pustules et la tuméfaction de la paupière ont disparu. L'appétit s'est réveillé; déjà les forces ont sensiblement augmenté; le teint même commence à devenir meilleur. Le froid fait suspendre le traitement.

3° Mme T...... est accouchée depuis un mois. Elle a eu une couche très laborieuse. Elle se trouve sous l'empire d'un état adynamique général très prononcé ; cet état est compliqué d'inappétence et d'insomnie.

M. le Dr X..... lui prescrit les bains d'eau de mer à l'hydrofère ; l'amélioration se prononce dès les premiers bains ; elle est très marquée après le quatrième; les forces commencent à revenir; Mme T...... a recouvert le sommeil et l'appétit.

Il survient à l'une des paupières un orgelet qui fait suspendre le traitement pendant quelques jours.

Mme T...... revient à l'établissement et continue à prendre les bains d'eau de mer à l'hydrofère. L'état général ne cesse de s'améliorer sous l'influence du traitement.

4° Mme D...., 34 ans, lymphatique, se plaint de manque d'appétit, de forces et de sommeil. Elle est, depuis longtemps, sujette à des pertes blanches qui deviennent de plus en plus considérables.

M. le Dr Pouget (Armand) prescrit le bain d'eau de mer à l'hydrofère.

Au huitième bain, Mme D.... a obtenu une amélioration considérable; l'appétit se réveille, les forces renaissent, l'insomnie cesse. Mme D.... croit que les pertes ont une tendance à diminuer.

5° (Rédaction de M. le Dr Taillefer.) « M. B....., âgé de 4 ans, est » d'une constitution lymphatique; les joues sont pâles, les muqueuses peu » colorées, les yeux manquent de vivacité. L'enfant n'a pas de goût pour » le jeu, il est habituellement taciturne; lorsque, par hasard, il se livre à » un amusement quelconque, il y met une ardeur fébrile et de courte durée.

» Nous prescrivons le bain d'eau de mer à l'hydrofère.

» Dès le cinquième bain, l'appétit s'est amélioré ; l'enfant commence à » témoigner de la gaîté et de l'enjouement. Après le dixième, un changement considérable s'est opéré; l'enfant fait de longues courses à pied, » se livre au jeu, se montre expansif et devient questionneur; l'appétit est » excellent.

» M. B..... aime l'hydrofère et attend avec impatience l'heure de se » rendre au bain. Nous avons conseillé aux parents de continuer le traitement pendant quinze jours encore, et de conduire ensuite l'enfant à la » campagne. »

6° Mme V....., 34 ans, lymphatique, a eu une dizaine de couches. Ses enfants sont presque tous lymphatiques. La malade se plaint de manque d'appétit, de force et de sommeil La face est d'une pâleur terreuse. Il lui est survenu à la base du cou, au niveau de la clavicule gauche, une tumeur strumeuse du volume d'un très gros œuf. A la pression on sent une multitude (50 à 60) de corps durs, réunis par l'empâtement des parties voisines.

M. Tardieu prescrit le bain d'eau de Kreuznach à l'hydrofère.

L'effet du bain sur l'état général est immédiat. Au sixième bain, l'appétit, les forces et le sommeil sont revenus. Les premiers bains avaient un peu irrité la tumeur; des cataplasmes émollients prescrits par M. Tardieu, font disparaître l'irritation.

Après le huitième bain, la tumeur commence à diminuer. Il y a moins d'empâtement, les ganglions s'isolent facilement les uns des autres, ils sont moins durs à la pression et offrent moins de volume.

Nous citons particulièrement cette malade, à cause des effets remarquables produits sur l'état général.

L'affection locale fera l'objet d'une observation particulière, après entière guérison.

7° Dans notre opuscule, au mois de novembre, nous avons mentionné une jeune dame chlorotique, fille d'un médecin éminent de Paris, vainement traitée depuis plus de 15 ans par les ferrugineux, qui prit avant l'hiver, 14 bains d'eau de mer à l'hydrofère. Cette dame se plaignait de douleurs aux jambes et aux aines, de manque de force et d'appétit.

La malade, sur les conseils de son père, est revenue à l'hydrofère dans la dernière huitaine d'avril; elle a bien passé l'hiver. La face a une légère coloration qui depuis fort longtemps n'avait pas été remarquée, l'appétit est bon, les forces laissent peu à désirer. Cette dame a ressenti récemment quelques douleurs nouvelles dans les aines. Quatre bains d'eau de mer suffirent pour les faire disparaître. Cette dame, très rebelle aux moyens curatifs ordinaires qui ne lui ont pas été épargnés, témoigne une grande surprise des effets si prompts qu'elle a obtenus de l'hydrofère, avant et après l'hiver.

II

SCROFULES

1re *Observation.* — Mlle N...., 27 ans, scrofuleuse, fut atteinte, il y a dix ans environ d'un engorgement ganglionnaire à la joue droite ; cet engorgement s'étant abcédé, il en résulta un ulcère qui fut rebelle à tous les traitements ordinaires. Dans le courant de l'année 1860, la malade alla consulter M. Bazin qui lui prescrivit le 15 novembre dernier, les bains d'eau de Kreuznach à l'hydrofère. A son arrivée, la malade présente l'aspect suivant : un large ulcère couvre la majeure partie de la joue droite ; il est recouvert d'une pellicule cicatricielle très mince surtout vers le centre ; la joue est déprimée et concave ; la pituitaire est le siége d'une sécrétion abondante de mucosités formant des croûtes qui s'échappent des narines, entraînant la muqueuse après elles.

Mlle D.... prend 30 bains avant l'hiver ; pendant le traitement, la concavité de la joue s'est peu à peu remplie, de nouvelles chairs se sont formées ; les sécrétions nasales sont infiniment moindres et les quelques croûtes qu'on aperçoit encore n'entraînent plus la muqueuse au dehors.

La malade cesse de venir aux bains pendant les grands froids. Nous la revoyons à la fin de mars. Le traitement commencé en novembre, a eu des effets consécutifs des plus marqués : la joue droite a acquis la concavité de la joue gauche, sauf sur deux petits points ayant chacun la surface d'une pièce de cinquante centimes environ. Les fosses nasales sont revenues à l'état normal.

La malade a pris environ 20 nouveaux bains d'eau de Kreuznach. Les deux places encore déprimées de la joue droite diminuent rapidement d'étendue. L'état général de Mlle D.... est devenu on ne peut plus satisfaisant ; son teint habituellement blafard a pris de la coloration ; les chairs se sont raffermies ; somme toute, après 50 bains d'eau de Kreuznach pris à l'hydrofère, une affection scrofuleuse datant de 10 ans touche à une guérison parfaite.

Nous doutons qu'il existe un établissement thermal, où une cure aussi remarquable eût pu être obtenue dans le même espace de temps.

M. Bazin traite encore par le bain d'eau de Kreuznach à l'hydrofère plusieurs malades porteurs d'engorgements ganglionnaires de nature scrofuleuse. Chez tous des effets marqués ont été observés à la suite d'un très petit nombre de bains. Nous citerons notamment une jeune personne de 18 ans, affectée d'un engorgement du volume d'un gros œuf de pigeon, placé sur le devant de la poitrine, au-dessous de la clavicule gauche. Cette jeune personne avait reçu de MM. Diday et Pétrequin, de Lyon, des soins qui étaient restés sans effet. L'année dernière, elle alla prendre les eaux de Bondonneau, les plus riches de France en iode. Aucune amélioration ne fut obtenue.

M. Bazin, consulté à la fin de mars, conseilla l'eau de Kreuznach à l'hydrofère. Après le dixième bain, le corps dur qui enveloppe la tumeur est devenu plus mobile. Il semble aussi avoir subi un léger ramollissement. La menstruation fit suspendre le traitement pendant 8 jours. Les dix bains précédemment pris par cette jeune personne ont eu un effet consécutif très marqué. L'engorgement a perdu le tiers au moins de son volume.

2me *Observation.* — M. X...., 28 ans, lymphatique; il lui survint au mois de juin un engorgement ganglionnaire du volume d'un tout petit œuf sur le côté droit du cou, près de la nuque. Cet engorgement s'étant abcédé, le malade alla consulter M. Tessier qui prescrivit le bain d'eau de mer à l'hydrofère. L'ulcère, de forme irrégulière, avait une surface à peu près égale à celle d'une pièce d'un franc. Il donnait lieu à une sécrétion séro-purulente. La plaie était environnée de nombreux corps durs, de petit volume.

Au sixième bain, l'ulcère est entièrement cicatrisé; les corps durs se ramollissent et diminuent de volume. M. X.... reste 8 jours sans reparaître à l'établissement. Les six bains qu'il avait pris ont eu un effet consécutif des plus marqués. La pellicule cicatricielle qui recouvre la plaie a pris de la consistance; les ganglions se résolvent. M. X.... prend encore deux bains; il annonce une nouvelle suspension, promettant de revenir à l'hydrofère, si son état le réclame. Il n'a pas reparu.

3me *Observation.* — Rédaction de M. le Dr Taillefer. « M. D....., 42
» ans, originaire de la Guadeloupe, habite la France depuis trois
» ans; quelques mois après son arrivée, il lui survient sous l'aisselle
» gauche un engorgement ganglionnaire du volume d'un gros œuf de
» pigeon. On lui ordonne des applications de teinture d'iode et l'io-
» dure de potassium. Le traitement, continué pendant plus d'un an,
» n'amène aucun résultat. L'année dernière, il se rend à Dieppe; l'état de

» la saison ne lui permet pas de se baigner à la lame ; il prend le bain » d'eau de mer dans une baignoire, à la température de 30° centigrades » environ. Quarante-cinq bains amènent un léger ramollissement de la » tumeur et une petite diminution de volume. Deux mois après le retour » de M. D..... à Paris, l'engorgement est revenu à son état primitif. On a, » au toucher, la sensation d'un corps dur ; la pression ne détermine d'ail- » leurs aucune souffrance.

» Vers la fin de janvier, nous prescrivons à M. D..... le bain d'eau de » mer à l'hydrofère, sauf à essayer l'eau minérale de Kreuznach, si l'eau » de mer ne réussit pas.

» Après le dixième bain, le ganglion offre beaucoup moins de dureté ; » après le quinzième, nous remarquons une grande diminution de volume. » M. D..... prend encore dix-sept bains qui effacent jusqu'aux dernières » traces de cet engorgement rebelle.

» Ici encore s'est révélée la supériorité de l'hydrofère sur la baignoire ; » l'eau de mer, à peu près impuissante dans la baignoire, est devenue par- » faitement efficace lorsqu'elle a été administrée par e nouvel appareil. » Cette différence dans les résultats ne peut s'expliquer que de deux ma- » nières : une absorption plus considérable du liquide réduit en poussière, » et une action résolutive exercée par la percussion du liquide pulvérisé » sur les parties malades dans les cas d'engorgement ou de tuméfaction. »

4me *Observation.* — M. D...., âgé de 29 ans, lymphatique, a été sujet dès l'enfance à des engorgements ganglionnaires pour lesquels il a subi divers traitements, soit par l'huile de foie de morue, soit par les préparations iodurées et ferrugineuses. Il lui survint, il y a environ 8 mois, au côté gauche du cou, un nouvel engorgement ayant le volume de deux noisettes. La pression ne détermine aucune douleur, on sent au toucher trois corps durs, difficiles à isoler les uns des autres. Depuis plusieurs mois, le malade faisait sans résultat des applications de teinture d'iode et prenait en même temps à l'intérieur de l'huile de foie de morue.

M. le docteur X.... prescrit alternativement le bain d'eau de mer et le bain de Kreuznach à l'hydrofère.

Dès le septième bain, on remarque une diminution très appréciable du volume de l'engorgement. Au quinzième bain, on ne sent plus qu'un corps dur du volume d'un pois. Enfin, après le vingt-sixième bain, toute trace de l'affection a disparu.

III

RHUMATISMES, HÉMORROÏDES

1re *Observation.* — Mme F....., 28 ans, est atteinte, depuis plusieurs années, d'un rhumatisme erratique, qui se porte tantôt sur un point, tantôt sur un autre, et affecte quelquefois le corps entier. La malade est en outre affectée de gingivite expulsive et d'un léger pityriasis du cuir chevelu. Elle est allée passer plusieurs saisons aux eaux de Royat.

Les douleurs rhumatismales étant devenues assez vives dans le cours de l'hiver, M. Bazin prescrit le bain d'eau de Condillac à l'hydrofère.

En venant prendre son troisième bain, la malade annonçait un soulagement considérable. — Après le douzième bain, elle déclarait avoir obtenu du nouveau mode de traitement une amélioration au moins égale à celle que lui procure une saison passée à Royat. La même amélioration se faisait remarquer du côté de la gingivite et du pityriasis.

2me *Observation.* — M. F...., 39 ans, est affecté, depuis un an, d'un rhumatisme musculaire de l'abdomen, avec alternative de gonflement et de contraction des parois; formation de gaz dans l'intestin, constipation opiniâtre, fréquentes indigestions.

M. F. a été traité par le sulfate de quinine et le sous-nitrate de bismuth. Il a fait, en Russie, un voyage pendant lequel il a moins souffert. A son retour à Paris, les accidents sont revenus.

M. Bouneau lui prescrit les bains d'eau de mer à l'hydrofère.

Le 14 janvier, le malade a pris huit bains d'eau de mer. L'amélioration est très marquée. M. F..... n'a plus d'indigestion ; l'appétit est revenu ; les douleurs de l'abdomen ont presque entièrement disparu. L'amélioration est telle, que, malgré les conseils qui lui sont donnés, M. F..... juge inutile de pousser le traitement plus loin.

3me *Observation.* — M. le Dr Clavel nous transmet l'observation suivante :
« Mlle M....., 25 ans, constitution mince, mais forte et résistante ; tem-
» pérament sanguin, santé habituellement bonne, multipare, se refroidit,
» pendant le cours d'un voyage, dans une chambre humide. Des douleurs
» surviennent dans le bras, l'épaule et les espaces intercostaux du côté

» droit. A ces accidents, dont la nature rhumatismale paraît évidente, » j'oppose successivement divers moyens, tels que : frictions, douches de » vapeurs, applications de fourrures sur la peau, accompagnées de remèdes » internes, parmi lesquels se placent en première ligne les préparations de » colchique et la vératrine appuyées de quelques calmants. Le soulagement, » quand il se prononce, est toujours momentané ; parfois les douleurs » s'exaspèrent, surtout pendant la nuit, et c'est dans ces conditions que » Mlle M..... a recours à l'hydrofère. Des bains d'eau de Plombières lui » sont administrés. Dès le cinquième, les douleurs intercostales ou pleuro- » dyniques ont disparu. Les douleurs du bras et de l'épaule sont plus te- » naces, mais leur diminution est sensible après chaque séance. Elles ne » laissent bientôt qu'une sensation de gêne et de froid. Après deux mois de » guérison, il n'y a pas eu de récidive, et les fonctions générales sont » intactes. »

4me *Observation.* — M. A..., 63 ans, atteint depuis 12 ans de douleurs rhumatismales. M. A... a rempli jusqu'à l'âge de 50 ans des fonctions qui l'obligeaient à beaucoup d'exercice. A cet âge, ses fonctions devinrent sédentaires; il en résulta pour lui un nouveau genre de vie qui ne tarda pas à agir sur son organisme. Au bout d'un certain temps, il ressentit de la pesanteur dans les jambes et de la raideur dans les articulations des genoux. Plus tard, il éprouva des douleurs vives dans les lombes; lorsqu'il restait assis un certain temps, il avait beaucoup de peine à se lever. En 1858, il alla prendre les eaux de Plombières, il en obtint du soulagement, mais non une guérison. En 1860, les douleurs reviennent avec plus d'intensité. Le malade consulte M. Josse, qui lui prescrit les bains d'eau de Barèges à l'hydrofère. A son arrivée, M. A... accuse de la pesanteur dans les jambes, une grande raideur dans les genoux et des douleurs vives dans les lombes. Il prend cinq premiers bains qui lui procurent un soulagement marqué ; il sent moins de raideur dans les genoux, et les douleurs lombaires sont bien moins vives. Le froid décide M. A... à suspendre le traitement.

Le malade reparaît à l'hydrofère le second dimanche de février. Il se propose de prendre un bain le dimanche de chaque semaine. A d'aussi longs intervalles l'effet des bains doit être beaucoup moindre. Cependant, après six nouveaux bains, c'est-à-dire vers la fin de mars, M. A... n'éprouve plus de douleurs dans les lombes, mais il sent de la raideur à la partie supérieure du dos ; l'affection s'est déplacée ; elle a d'ailleurs beaucoup moins d'intensité; quatre nouveaux bains suffisent pour la faire disparaître.

M. A... déclare avoir obtenu de 15 bains à l'hydrofère, pris à de longs intervalles, plus d'effet qu'il n'en retira en 1858 d'une saison passée à Plombières.

5me *Observation.* — M. de P..., ancien officier de marine, 53 ans, d'un tempérament sanguin, était sujet à des douleurs rhumatismales affectant principalement le tronc et les membres inférieurs. M. de P.... prit un grand nombre de bains artificiels de Barèges dans la baignoire. Les douleurs rhumatismales s'amendèrent sans disparaître tout-à-fait; mais il survint, sur une partie du corps, une irruption de prurigo. Depuis un an et demi environ, M. de P.... est affecté d'hémorroïdes externes non fluxentes; il est, en outre, sous le coup d'une obésité qui fait sans cesse des progrès. Le tour de taille mesure 1 mètre 32 centimètres.

M. le Dr Lebled conseille à M. de P.... les bains d'eau de Condillac à l'hydrofère. A son arrivée à l'établissement, le malade accuse de la douleur et de la gêne dans la plupart des articulations; il marche difficilement, les mouvements des membres sont très restreints, et quand ils sont portés au-delà d'une certaine étendue, ils deviennent douloureux.

Les hémorroïdes ont pris un certain développement et sont le siége de douleurs lancinantes.

Après le dixième bain d'eau naturelle de Condillac, les hémorroïdes sont effacées; toute souffrance a cessé de ce côté; les articulations n'offrent plus qu'un léger endolorissement, la raideur est infiniment moindre, aussi les mouvements sont-ils beaucoup plus faciles. L'obésité diminue, le tour de taille n'est plus que de 1 mètre 28 centimètres. Le malade nous apprend qu'il est un soin de propreté qui lui était auparavant très difficile après les selles, la main ne pouvant atteindre au niveau de l'anus, et qu'il accomplit à présent ce soin avec aisance.

La diminution de l'obésité et la disparition des hémorroïdes doivent être attribuées à la même cause, l'action astringente de l'eau de Condillac. Des effets semblables ont été observés chez un grand nombre de malades, atteints des mêmes affections.

Les bains d'eau de Condillac ayant amené un peu de constipation, M. de P.... essaie du bain d'eau naturelle de Plombières. Après le sixième bain les douleurs reparaissent, mais avec moins d'intensité.

Le malade, sur les conseils de M. Lebled, revient à l'eau de Condillac, qui le soulage presque immédiatement. A la suite de cinq nouveaux bains, il accuse plus de force, il y a beaucoup moins de raideur dans les articulations, les douleurs sont à peu près nulles. Cependant M. de P.... ressent encore dans les jambes une certaine lourdeur que l'ampleur de sa personne explique de reste.

6me *Observation.*— M. le Dr Taillefer nous remet l'observation suivante, qu'il a bien voulu rédiger lui-même.

M. de L...., ancien député, 53 ans. — Rhumatisme, anémie. — M. de L...., ainsi qu'il le dit, s'est vu dérober les trois quarts de sa vie par la maladie. Enfant, il était condamné par les médecins à ne pas vivre jusqu'à l'adolescence ; adolescent, il ne devait pas atteindre l'âge mûr. Une sobriété excessive, des soins hygiéniques multipliés, une volonté forte dans un corps frêle, ont heureusement déjoué ces prédictions.

M. de L.... a la poitrine étroite et le dos légèrement voûté ; plusieurs membres de sa famille, constitués comme lui, sont morts phthisiques. Pour se protéger contre le rhume, que le plus petit accident atmosphérique peut provoquer, il est obligé de porter sur la poitrine un plastron de ouate dont l'épaisseur varie, suivant la saison, de un à trois centimètres, et entretient une transpiration continuelle au niveau des poumons. C'est, dit-il, sa cuirasse contre la phthisie. Chez M. de L...., les fonctions digestives se sont toujours mal faites. Le moindre écart de régime amène des désordres graves, quelquefois alarmants. A différentes époques, les eaux gazeuses naturelles, Condillac, St-Galmier, St-Alban, lui ont été utiles. Le pouls, dans les conditions les plus favorables, marque de 95 à 100 pulsations à la minute. Dès l'âge de 20 ans, M. de L.... fut sujet à des douleurs rhumatismales, d'abord errantes, mais qui ne tardèrent pas à se fixer aux principales articulations ; de fréquentes ophthalmines qui, plus d'une fois, lui firent craindre la perte de la vue, vinrent ajouter de vives angoisses à ses souffrances physiques.

M. de L.... a visité plusieurs stations thermales, notamment celle d'Aix, en Savoie, où il arriva très malade en 1850, et d'où il partit presque mourant. En 1851, le bicarbonate de soude à l'intérieur, pris à haute dose, lui procura un soulagement réel et d'une certaine durée. Le même moyen essayé de nouveau en 1853, resta sans résultat.

En 1854, il se déclara un flux hémorroïdal, sur lequel le malade et les médecins qu'il voyait à cette époque fondèrent de grandes espérances. Pendant un an et demi ou deux, M. de L.... fut, en effet, à peu près débarrassé de son rhumatisme. En 1856, les douleurs revinrent, bien que les pertes de sang fussent de plus en plus fréquentes. Toutefois, de nombreux voyages, le changement de climat, un régime sévère, le protégèrent contre le retour des violents accès qu'il avait éprouvés de 20 à 40 ans. En 1857, le pied droit enfle considérablement; une tumeur, ayant en surface et en épaisseur les proportions d'une pièce de cinq francs, se forme à la jambe gauche, au niveau de la tête du péroné; elle acquiert de la dureté; la pression la plus légère détermine de vives souffrances. M. de L.... marche péniblement, appuyé sur une canne. Les douleurs varient, d'ailleurs, avec l'état atmosphérique; le malade pressent les moindres changements de temps.

Dès les premiers jours de juin 1860, le flux hémorroïdal devient quotidien; chaque fois que M. de L.... va à la selle, il perd du sang sans que le rhumatisme diminue sensiblement. L'enflure du pied droit persiste, ainsi que celle existant à la jambe gauche. Au bout de six mois, M. de L.... est arrivé à un état d'anémie, de débilité tout-à-fait inquiétant. Les joues sont caves et d'une pâleur terreuse, les forces presque nulles. Consulté à cette époque, nous pensons qu'il faut courir au plus pressé et arrêter promptement le flux hémorroïdal, sauf à diriger ensuite le traitement contre le rhumatisme qu'aggravera sans doute la suppression des pertes de sang.

Nous prescrivons les bains d'eau de Condillac à l'hydrofère, espérant beaucoup de l'action astringente de cette eau riche en bicarbonate de chaux.

Après le quatrième bain, le flux a sensiblement diminué; après le septième, il est tout-à-fait arrêté. Nous conseillons à M. de L.... de suspendre le traitement et d'attendre. Au flux hémorroïdal a succédé une diarrhée qui dure environ trois semaines.

Au bout de deux mois environ, le flux reparaît, mais peu abondant et ne dure que trois jours. Mais le malade ne tarde pas à se plaindre de violentes douleurs dans les lombes, les fesses et les cuisses. Lorsqu'il est resté assis un certain temps, il est obligé de se cramponner à tous les objets qui l'environnent pour se lever. Debout ou couché sur le côté, il souffre beaucoup moins.

Nous prescrivons les bains d'eau de mer à l'hydrofère. Il nous paraît convenable d'enrichir le sang, dont le peu de coloration atteste l'excessive pauvreté. M. de L.... n'a jamais pu supporter les ferrugineux à l'intérieur et encore moins les préparations iodurées ou bromurées. Il convient d'essayer de faire pénétrer le remède par la surface cutanée.

Après le troisième bain d'eau de mer à l'hydrofère, M. de L.... éprouve un soulagement considérable. Il s'assied et se lève presque sans difficulté.

il ne ressent plus que des douleurs vagues dans les lombes. Frappé d'un résultat aussi prompt, il ne sait s'il doit l'attribuer au bain ou à quelque changement atmosphérique. Pour éclaircir ses doutes, il reste quatre jours sans prendre de bain, les douleurs reviennent avec leur intensité première. Trois nouveaux bains font presque entièrement cesser les souffrances. Nouvelle suspension, retour du rhumatisme. Trois bains sont encore pris, le rhumatisme disparaît ou peu s'en faut. Troisième interruption de quatre jours, nouvel accès rhumatismal, mais un peu moins violent que les précédents. Le doute n'est plus permis ; l'action de l'eau de mer, administrée à l'hydrofère, est évidente. M. de L.... prend dix bains sans désemparer. Une légère perte, qui lui est encore survenue, nous permet de constater que le sang s'est notablement enrichi. Déjà les joues sont moins caves et les pommettes offrent une légère coloration. Les tuméfactions qui existaient au pied droit et à la jambe gauche ont disparu. Les douleurs rhumatismales ont cessé, le pouls ne donne jamais au-delà de 80 pulsations à la minute.

M. de L.... se propose de prendre encore 20 à 30 bains avant de quitter Paris. Nous complèterons cette intéressante observation en signalant encore deux effets dont les praticiens comprendront l'importance. De tout temps les urines de M. de L.... ont été limpides et presque incolores. Sous l'influence du bain d'eau de mer, elles se troublent et laissent déposer une matière couleur de brique. Un seul bain d'eau de mer suffit pour opérer ce changement. Tout le monde a remarqué que le bain ordinaire diminuait la coloration des urines. C'est l'effet inverse que le bain d'eau de mer produit sur M. de L.... Il serait difficile de ne pas voir là la preuve d'une absorption considérable par la surface cutanée et d'une action marquée sur l'économie générale.

Depuis plus de dix ans, M. de L... avait dû renoncer à l'usage du vin. Quelques gouttes de vin, lors même qu'elles étaient étendues d'une grande quantité d'eau, produisaient des crises étranges ; une heure ou deux après le repas, le pouls s'accélérait au point de donner jusqu'à 160 et même 180 pulsations à la minute ; la surface cutanée devenait d'abord froide, puis glaciale ; M. de L.... tombait dans un état voisin de la syncope. On devait le mettre au lit, provoquer le retour de la chaleur à la peau, au moyen de bouteilles d'eau bouillante. Il n'était soulagé que par une transpiration abondante et de longue durée.

Aujourd'hui M. de L.... boit du vin, en quantité modérée, sans éprouver la plus légère incommodité.

7me *Observation.* — Rédaction de M. Taillefer. « Mme M....., 50 ans, très obèse, souffre depuis longtemps d'un rhumatisme qui, depuis quelques années, paraît affecter principalement les intestins. Lorsque Mme M..... est restée longtemps assise, elle ressent dans toute la région abdominale des douleurs extrêmement vives. Lorsqu'elle va en voiture, les moindres cahotements aggravent ces douleurs au point de lui arracher des cris.

» Mme M..... va tous les ans à Vichy ; elle en revient habituellement soulagée pour quelques mois L'année dernière, il n'en fut pas ainsi : vingt-et-un bains, pris dans la baignoire, restèrent à peu près sans effet.

» Une occasion nous était offerte de comparer l'hydrofère à la baignoire; nous crûmes devoir la saisir. Le 12 février, nous conseillons l'eau de Vichy administrée par le nouvel appareil ; le 18, Mme M....., après être restée assise pendant deux heures environ, s'étonne de ne ressentir qu'un très léger malaise ; il ne lui paraît pas croyable que cinq bains aient pu apporter un changement considérable à son état de souffrance. Elle appelle son cocher et lui ordonne d'atteler ; une course en voiture est pour elle une pierre de touche qui jamais ne l'a abusée. La voiture marche d'abord au pas ; les souffrances sont presque nulles ; sur les ordres de Mme M....., les chevaux sont lancés au galop ; les souffrances sont très peu aggravées.

» Mme M... prend encore quinze bains d'eau de Vichy à l'hydrofère, et déclare être parfaitement guérie. »

IV

MALADIES DE LA PEAU

1re *Observation.* — M. H....., 21 ans, blond, fut atteint, il y a quatre ans, d'un pityriasis, à la suite duquel tombèrent les cheveux de la partie supérieure du crâne, d'avant en arrière.

On prescrivit à M. H..... des frictions avec une pommade à la cantharide, à la suite desquelles il survint un eczéma artificiel. M. H..... alla consulter M. Bazin, qui lui ordonna les bains d'eau de Condillac à l'hydrofère.

État de M. H..... à son arrivée à l'établissement :

La partie supérieure du crâne est presque entièrement nue, d'avant en arrière ; la nudité se prolonge assez loin sur les côtés ; on remarque des plaques eczémateuses, larges, peu saillantes, d'un rouge vif, occupant des espaces circonscrites sur la tête et au sommet du front ; peu nombreuses au sommet du crâne et sur les côtés, elles augmentent en nombre, en étendue et en épaisseur au haut du front. Elles donnent lieu à de vives démangeaisons; pas de suintement. Le malade est sujet à des sueurs extrêmement abondantes. Lorsqu'il reste quelque temps sans prendre de bain, tout son corps se couvre d'une matière blanchâtre, analogue à de la matière sébacée ; les urines sont habituellement rares, mais troubles et très colorées.

Après le cinquième bain, il y a une amélioration sensible ; les plaques eczémateuses tendent à disparaître; les démangeaisons sont presque nulles. Au quinzième bain, la tête est nette ; l'affection eczémateuse a disparu ; les sueurs sont moins abondantes ainsi que la sécrétion de matière sébacée ; les urines sont rejetées en plus grande quantité, et n'offrent plus de dépôt sédimenteux.

M. H..... va revoir M. Bazin, qui constate la guérison complète de l'affection eczémateuse.

Une question d'un haut intérêt pour le malade restait à résoudre : c'était celle de savoir si, en prolongeant le traitement, on parviendrait à faire cesser la calvitie accidentelle et à ramener des cheveux sur une tête presque entièrement dénudée. L'expérience fut tentée par M. Bazin. Il prescrivit la continuation des bains d'eau de Condillac, d'abord tous les deux jours, puis tous les jours. Au bout d'un mois, on apercevait sur toute la partie primitivement dénudée du crâne, une multitude de petits cheveux ayant l'aspect et la ténuité de ce qu'on appelle *poils follets*. Dès qu'ils eurent atteint la longueur de deux centimètres et demi environ, M. Bazin les fit couper ras. Trois semaines après, on constatait que ces poils follets tendaient à prendre la coloration et la consistance des cheveux occupant les parties saines ; on remarquait, en outre, une nouvelle poussée de petits cheveux minces et incolores. M. Bazin les fit encore couper ras. M. H..... continua à venir prendre, à peu près régulièrement tous les jours, un bain d'eau de Condillac à l'hydrofère. Les premiers cheveux qui avaient paru acquirent de la consistance et de la coloration; il en fut de même de ceux de la seconde poussée. La continuation du traitement amena ainsi trois ou quatre poussées successives, et, au bout de quatre mois, toute la partie dénudée fut recouverte de cheveux, de consistance et de coloration différentes selon l'époque de leur apparition. Le malade avait soin de les faire couper chaque fois qu'ils avaient atteint une longueur de deux centimètres à deux centimètres et demi.

Au 12 avril, le malade avait pris 130 bains environ.

Les sueurs, extrêmement abondantes, qui fatiguaient beaucoup M. H..., ont cessé, ainsi que la sécrétion anormale de matière sébacée. Les urines sont redevenues claires, limpides et sans aucun dépôt.

M. H.... continue les bains d'eau de Condillac alternés avec les bains d'eau de Vichy, jusqu'à ce que les derniers poils follets, qui ont apparu sur le crâne, aient acquis la force et la coloration normale.

2me *Observation.* — Mme L.... 34 ans, d'un tempéramment lymphatico-nerveux, est atteinte d'eczéma par plaques circonscrites sur le front, les yeux, la région cervicale ; quelques petits abcès furonculeux sous l'aisselle. Douleurs erratiques des membres. La mère de Mme L.... était sujette à la même affection. Chez Mme L..... elle date de 10 ans ; elle a paru et disparu à plusieurs reprises sous l'influence de divers traitements. La dernière éruption date du mois de mars 1860. Elle s'est montrée plus tenace que les précédentes et a résisté à toute espèce de traitement, notamment aux bains d'amidon pris dans la baignoire.

Le 17 novembre dernier, M. Bazin prescrivit à Mme L.... les bains d'amidon à l'hydrofère. A cette époque, la face de la malade est presque entièrement couverte de croûtes jaunâtres sous lesquelles la peau se montre d'un rouge vif; les croûtes se prolongent jusque sur la région cervicale et sous le menton. Dès le quatrième bain, l'amélioration est prononcée; les croûtes de la face et du cou sont tombées; il n'en reste plus que quelques-unes sous le menton. Mme L.... prend encore quatre bains d'amidon qui font presque entièrement disparaître l'affection.

Ainsi le bain d'amidon qui est resté sans effet pendant plusieurs mois, quand il a été pris dans la baignoire, a donné un résultat immédiat dès qu'il a été administré à l'hydrofère.

M. Bazin ordonne les bains d'eau de Condillac à l'hydrofère, pour achever le traitement. Après trois bains, la face, le cou et le menton sont tout à fait nets. Mme L.... prend encore cinq bains d'eau de Condillac. La guérison est parfaite. M. Bazin fait fermer un exutoire que la malade portait depuis six mois.

Le traitement cesse le 1er octobre 1860, nous avons revu la malade le 20 avril 1861 ; pendant cet intervalle l'affection n'a pas reparu.

3me *Observation*.— M. X.... 27 ans, est atteint de plaques eczémateuses, squameuses, d'un rouge vif, sur la joue gauche; la paupière et l'œil du même côté sont tuméfiés et très enflammés; des plaques épaisses, confluentes, entrecoupées de crevasses et donnant lieu à une sécrétion abondante, se remarquent au bas du ventre et particulièrement à l'aine gauche. Il en existe aussi aux parties sexuelles. Le malade marche avec beaucoup de peine appuyé sur un bâton.

M. Faivre (Philippe) prescrit le bain alcalin et amidonné à l'hydrofère.

Le traitement donne des résultats d'une rapidité inouïe et tout à fait exceptionnelle : après le cinquième bain, la joue gauche est nette; l'œil et la paupière ne présentent plus aucune trace d'inflammation ni de tuméfaction. Les plaques du bas-ventre et de l'aine ont presque entièrement disparu. Le malade reste une dizaine de jours sans reparaître à l'hydrofère. Au bout de ce temps, il vient encore prendre deux bains qui complètent la guérison.

Nous avons revu M. Philippe Faivre il y a deux jours, il a constaté chez son malade une très légère recrudescence aux membres inférieurs et pour laquelle il lui a conseillé de prendre encore cinq ou six bains alcalins à l'hydrofère. M. le docteur Faivre nous dit en outre qu'il était juste de relater que son malade a été traité avant et pendant les bains à l'hydrofère, par 70 ou 80 purgations salines, et par de nombreux bains gélatineux dans la baignoire.

4me *Observation.* — M. X.... officier. Depuis quelques années, le malade est tourmenté par des érections presque continuelles, qui l'affaiblissent et troublent le sommeil.

M. Monod lui prescrit le bain d'eau de Barèges à l'hydrofère. Aucun résultat n'est obtenu. Le malade se rend aux eaux de Carlsbad, en Allemagne. Ces eaux restent également sans effet ; mais peu de temps après la rentrée de M. X.... à Paris, il se manifeste à la poitrine quelques éruptions eczémateuses. On y remarque cinq à six plaques squammeuses, de peu de saillie, ayant la dimension de pièces de un franc.

M. Monod prescrit de nouveau les bains d'eau de Barèges à l'hydrofère. Après le sixième bain, toute trace d'éruption a disparu. La poitrine est entièrement nette. Le malade prend encore quelques bains qui restent comme le premier traitement sans résultat sur les érections.

5me *Observation.* — Mlle X.... 18 ans, lymphatique, est atteinte depuis 3 ans d'une éruption acnéique siégeant au front. Il y a eu successivement de nombreuses pustules qui ont laissé des cicatrices. Mlle X.... a suivi sans succès divers traitements. En 1860, elle est allée passer une saison aux eaux d'Uriage et elle en est revenue plus malade.

Mlle X.... réclame les soins de M. Mounier, qui lui prescrit les bains d'amidon à l'hydrofère.

A son arrivée le 17 décembre 1860, Mlle X.... a le front couvert de pustules acnéiques et d'anciennes cicatrices. Mlle X.... prend dix bains d'amidon à de longs intervalles, sans grande amélioration. Il en est à peu près ainsi chez tous les malades qui mettent de la négligence dans leur traitement. Les bains, pour produire de l'effet, ne doivent pas être pris à des intervalles trop éloignés.

M. Mounier conseille les bains d'eau de Condillac à l'hydrofère. Mlle X.... ne prend d'abord que deux bains par semaine ; après le sixième bain, on constate une diminution dans le volume des pustules ; quelques-unes, plus petites, ont disparu. Mlle X.... cesse le traitement pendant l'hiver. Elle revient au mois d'avril prendre de nouveau les bains d'eau de Condillac, trois fois par semaine. Le 18 avril, l'amélioration est très sensible. Les vieilles pustules ont disparu, il s'en est formé de nouvelles, mais moins nombreuses et bien plus petites, les anciennes cicatrices ont en grande partie disparu. Le 30 avril, le front est presque net.

Mlle X.... a trouvé à Paris dans le bain à l'hydrofère, un moyen de guérison qu'elle était vainement allée chercher aux eaux d'Uriage.

6me *Observation.* — M. D...., 63 ans, sanguino-lymphatique, bonne constitution, est atteint d'un prurigo sénile répandu sur toute la surface du corps, avec démangeaisons incessantes, la peau est en même temps le siége d'une irritabilité excessive. Il suffit que M. D... se touche une partie quelconque du corps, pour qu'il y éprouve aussitôt une sensation analogue à celle que produirait une étincelle électrique. Depuis trois semaines surtout, l'irritation est portée à un tel point et les démangeaisons sont si vives, si agaçantes, que M. D.... est presque complètement privé de sommeil.

Le malade a pris, sans aucun résultat, beaucoup de bains dans la baignoire : bains de son, bains d'amidon, bains artificiels de Vichy, de Barèges. M. D.... buvait en même temps du petit-lait et autres substances rafraîchissantes.

Au mois de février dernier, M. le Dr Piogey lui prescrit les bains d'eau naturelle d'Enghein à l'hydrofère.

Le 28 février, après le sixième bain, M. D.... avait obtenu une amélioration considérable. Il avait beaucoup moins de sensibilité à la peau. L'éruption pruriginique ne se montrait plus que sur quelques points circonscrits. Le sommeil, presque nul auparavant, était revenu ; les nuits étaient calmes.

Au dixième bain, l'affection disparut complètement. Cette disparition si prompte d'une affection rebelle à tout traitement antérieur, pouvait laisser quelques doutes. L'affection reparut en effet trois jours après la cessation du bain à l'hydrofère, mais avec bien moins d'intensité. M. D.... revint alors à l'établissement ; au bout de quelques bains, la maladie s'effaça de nouveau, puis reparut, mais cette fois, dans des proportions presque insignifiantes. M. D.... continua les bains d'eau d'Enghien à l'hydrofère.

Vingt-trois bains ont suffi pour la guérison complète de son affection.

Dans ce cas, comme dans tous ceux que nous avons cités ou que nous aurons à citer, nous remarquerons que les bains simples ou médicamenteux pris dans la baignoire, n'ont rien produit, tandis qu'ils ont eu un plein succès, quand on les a administrés à l'hydrofère. L'action de ces derniers est très évidente dans le cas de M. D..... Nous y voyons en effet l'affection étouffée peu à peu sous leur influence, reparaître deux fois de suite avecune intensité de moins en moins grande, puis disparaît e pour ne plus se montrer (1).

7me *Observation.* — Mme la comtesse de ***, 23 ans. Eczéma. — La face, presque entière, est couverte de plaques épaisses, confluentes et crevassées, de couleur blanchâtre et reposant sur un fond rouge vif. A la nuque, existent aussi quelques plaques de moindre dimension. Elles donnent lieu à un léger suintement. La malade est ordinairement faible et marche avec beaucoup de peine.

M. Tessier prescrit alternativement le bain à l'amidon et le bain de sublimé administrés à l'hydrofère.

Au huitième bain, les plaques offrent beaucoup moins de saillie, particulièrement au côté gauche de la face. Celles de la nuque ont également diminué.

Vers le quinzième bain, se manifeste une légère recrudescence de l'affection. Les plaques deviennent rouges ou plutôt rosées ; cette récidive n'a que très peu de durée. L'affection ne tarde pas à prendre la voie de la résolution. Après le vingt-cinquième bain, la face et la nuque sont nettes ; il ne reste ni plaques, ni squames. On remarque seulement une légère coloration sur quelques-uns des points que l'affection occupait précédemment. Les forces et l'état général de la malade se sont améliorés d'une manière très sensible.

8me *Observation.* — M. N....., 26 ans, sujet à des douleurs rhumatismales, est atteint, depuis vingt-huit mois, d'un acné miliaris généralisé et d'un prurigo du scrotum, avec épaississement de la peau et desquamation de toute la partie ; celle-ci est le siége de très vives démangeaisons. M. N..... a successivement réclamé les soins de deux éminents dermatologues. L'affection a été combattue par les bains artificiels de toute nature : bains alcalins, bains sulfureux, et surtout un grand nombre de bains d'amidon. M. N..... suivit en même temps un traitement interne. Rien n'a pu améliorer son état.

M. le Dr Émile Tillot fils prescrit, au mois de janvier dernier, les bains d'amidon à l'hydrofère.

(1) M. Pingey nous annonce qu'un léger prurit s'est déclaré chez son client sur quelques points très circonscrits. Cette éruption est sans gravité, comparée à l'état primitif du malade, qui reviendra prendre encore quelques bains.

A son arrivée, le malade accuse une grande irritation produite par les démangeaisons incessantes ; on remarque sur toute la surface du corps une multitude de petits boutons faisant saillie au-dessus de la peau. La peau du scrotum est rouge, dure, épaisse, squameuse.

Après le cinquième bain, les démangeaisons sont beaucoup moins vives; l'éruption cutanée ne se montre plus que sur quelques parties isolées du corps; la peau du scrotum offre encore des squames; elle paraît plus souple au toucher. Au dixième bain, les démangeaisons sont presque nulles; l'éruption pruriginique a complètement disparu. La peau du scrotum s'est considérablement amincie; elle est souple; sa coloration est plus normale; il n'y a plus de squames.

Le malade prend encore quatre bains, après lesquels il ne reste plus aucune trace de l'affection.

Voilà un cas très remarquable où les bains d'amidon seuls, administrés à l'hydrofère, ont amené la guérison d'un malade qui, depuis dix-huit mois, résistait à toute espèce de bain dans la baignoire, et notamment aux bains d'amidon. La différence des deux modes de balnéation se révèle encore ici avec la dernière évidence.

La baignoire, considérée comme instrument thérapeutique, a fait son temps.

V

ACCIDENTS SYPHILITIQUES

1re *Observation.* — Mme T.... 33 ans, affection syphilitique ancienne, atteinte depuis quatre ans de nombreux boutons qui ont parcouru toutes les parties du corps, mais surtout le tronc, le front et les paupières. La malade a été soignée successivement par MM. X.... et X.... Elle a suivi tous les traitements usités en pareil cas. On lui a administré à l'intérieur le mercure; l'iodure de potassium, les dépuratifs à toutes doses, elle a pris des bains de vapeur et surtout un nombre considérable de bains de sublimé dans la baignoire. Elle est depuis six mois soumise aux soins de M. Bazin qui lui ordonne, en janvier, les bains de sublimé à l'hydrofère. A son arrivée, la malade présente des plaques de la largeur de la paume de la main sur le dos et aux jambes. Les plaques sont d'un rouge vif au centre et d'un reflet jaunâtre sur le pourtour. Il y a une petite plaque de la largeur d'une pièce de cinquante centimes, sur le front, au-dessus du sourcil gauche. Des plaques analogues se remarquent au bras droit, au niveau du coude. Elles donnent lieu à un suintement assez abondant.

Dès le cinquième bain, l'amélioration est prononcée; les plaques sont moins rouges, le suintement a diminué. Le 16 février, après le douzième bain, il ne reste plus de traces de plaques au front ni au bras. La plaque située au-dessus du sourcil est seul un peu apparente. Douze nouveaux bains suffisent pour la guérison complète de l'affection.

Nous ne pouvons nous empêcher ici encore de faire ressortir la supériorité de l'hydrofère. Nous venons en effet de citer un cas de syphilis qui a résisté pendant quatre ans à tout traitement interne et à l'administration des bains de sublimé dans la baignoire, sous la direction de trois éminents praticiens et il a suffi de vingt-quatre bains de sublimé pris à l'hydrofère pour faire disparaître l'affection. Il n'y a donc pas à assimiler les deux modes de balnéation. L'hydrofère possède une puissance d'action qui lui est propre et la place infiniment au-dessus de la baignoire.

2me *Observation.* — M. A.... 24 ans, se vit atteint, il y a deux ans, d'une affection syphilitique qui fut traitée par les moyens usités en pareil cas. Il y a un an, il survint à M. H.... un engorgement ganglionnaire formant chapelet autour du cou. Les corps durs, les plus volumineux, sont placés à la nuque. Les mouvements de la tête sont difficiles; ils deviennent même douloureux lorsque le malade veut faire des efforts pour remuer le cou. Il est ainsi obligé d'observer une immobilité presque complète. Des engorgements semblables existent à l'aine gauche, M. H.... qui habite la province, a vainement réclamé les soins de son médecin ordinaire.

Au commencement de mars, le malade se décide à faire le voyage de Paris pour se mettre sous la direction de M. Gérin-Rose, ancien interne de l'Hôtel-Dieu et actuellement de Saint-Louis (service de M. Hardy).

M. Gérin-Rose, qui a suivi avec un soin particulier les applications qui se font de l'hydrofère à l'hôpital Saint-Louis, engage M. H.... à prendre des bains d'eau de mer, administrés par le nouvel appareil.

A priori, il nous parut douteux que l'eau de mer pût avoir une action sur une affection de nature syphilitique; mais notre profond respect pour les prescriptions de nos confrères devait nous interdire toute réflexion. A notre grande surprise nous pûmes constater vers le huitième bain une amélioration très notable : les ganglions étaient moins volumineux, le cou avait beaucoup moins de raideur et le malade exécutait dans tous les sens des mouvements qui depuis un an étaient impossibles. L'amélioration ne cesse de faire des progrès pendant toute la durée du traitement.

Au vingt-cinquième bain, le ganglion du cou et de l'aine ont perdu plus des deux tiers de leur volume. Le malade espérant, à tort ou à raison, que les effets consécutifs de traitement effaceront les dernières traces de l'affection, quitte Paris, sauf à y revenir en cas de besoin.

Paris.— Typ. A. Appert. passage du Caire, 56, & rue Saint-Denis, 331.

www.ingramcontent.com/pod-product-compliance
Ingram Content Group UK Ltd.
Pitfield, Milton Keynes, MK11 3LW, UK
UKHW022147260726
13993UKWH00005B/2205